CONTRIBUTION

A L'ÉTUDE

DE LA GUÉRISON SPONTANÉE

DES

PLAIES DE L'INTESTIN

PAR

Jules LORETON DUMONTET

DOCTEUR EN MÉDECINE DE LA FACULTÉ DE PARIS

PARIS

A. COTILLON & Cie, IMPRIMEURS-ÉDITEURS,

30, RUE DE L'ARBALÈTE, ET 24, RUE SOUFFLOT.

1883

CONTRIBUTION

A L'ÉTUDE

DE LA GUÉRISON SPONTANÉE

DES

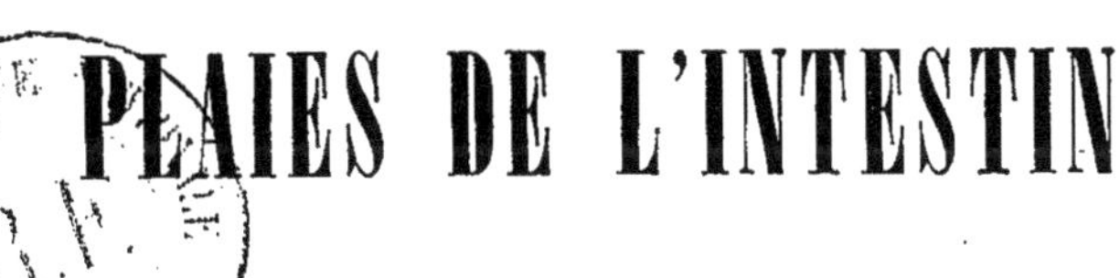PLAIES DE L'INTESTIN

PAR

Jules LORETON DUMONTET

DOCTEUR EN MÉDECINE DE LA FACULTÉ DE PARIS

PARIS

A. COTILLON & Cie, IMPRIMEURS-ÉDITEURS,

30, RUE DE L'ARBALÈTE, ET 24, RUE SOUFFLOT.

1883

A MON PÈRE

———

A MA MÈRE

———

A MON FRÈRE

———

A MES AMIS

CONTRIBUTION

A L'ÉTUDE DE LA GUÉRISON SPONTANÉE

DES

PLAIES DE L'INTESTIN

INTRODUCTION. — HISTORIQUE.

Les auteurs, qui se sont occupés des plaies intestinales ont, pour la plupart, porté un pronostic fatal, dans la grande majorité des cas. En effet, connaissant la facilité avec laquelle réagit le péritoine, il est facile de s'imaginer, *a priori*, qu'en présence d'une blessure primitive de cette séreuse, suivie fréquemment d'un épanchement de matières stercorales dans sa cavité, des phénomènes très-graves, entraînant souvent la mort à bref délai, ne devaient pas tarder à survenir.

Du reste, l'observation des lésions de ce genre, ne diminue guère la gravité du pronostic.

Nous avons consulté à ce sujet les plus anciens auteurs, et l'impression que nous en avons retirée, peut être formulée ainsi :

Plaie intestinale. — Mort !

1

Cette idée fataliste domine chez eux à un tel point, que lorsqu'ils rencontrent un cas de guérison, leur surprise est profonde — et cependant ils ont observé la guérison, et la guérison immédiate, que nous envisagerons plus spécialement, dans le courant de cette étude.

Voici ce que dit Hippocrate, et son opinion règne encore en maîtresse : « *Cui persecta est vesica, aut* « *cerebrum, aut cor, aut septum transversum, aut* « *aliquod ex intestinis tenuibus, aut ventriculus* « *aut hepar lethale* (1). »

Le pronostic est fatal, mais l'aphorisme contient une restriction et l'on peut se demander, avec raison, si les plaies du gros intestin, comportent dans son esprit, une gravité aussi grande. Pour lui, si la guérison ne peut survenir, c'est que la cicatrisation est impossible, tout au moins au point de vue de l'intestin grêle « *si quod gracile intestinum persectum* « *sit non coalescit* (2). »

C'est, croyons-nous, une opinion un peu trop absolue; et cependant presque tous les auteurs notables, qui ont suivi Hippocrate, dans les temps où la médecine et la chirurgie étaient encore peu avancées dans leur évolution, ont adopté presque sans restriction les paroles du maître.

Toutefois, l'idée que le gros intestin peut être

---

(1) Hippocrate, *Œuvres complètes*, sect. 6, aph. 18.
(2) *Ibid.*, sect. 7, aph. 24.

blessé, sans que la mort s'ensuive, fait après lui des progrès nouveaux : « *Si tenuiiùs intestinum perfo-* « *ratum est, nihil profici posse,* dit Celse : *latius* « *intestinum sui potest non quod certa fiducia sit,* « *sed quod dubia spes certâ desperatione sit po-* « *tior : interdum enim glutinatur* (1). »

L'idée contenue en germe dans l'aphorisme d'Hippocrate, s'affirme de plus en plus : les plaies de l'intestin grêle sont toujours fatales. Quant à celles du gros intestin, Celse, et avec lui Galien, ajoutent qu'on peut les suturer avec une confiance minime, mais qui vaut mieux, ainsi que le répète Ambroise Paré, qu'un désespoir assuré.

C'est particulièrement ce dernier qu'il faut consulter, lorsqu'on entreprend de traiter un sujet chirurgical. Car Ambroiso Paré est le premier qui donne la note véritable, malgré son vif désir de ne pas combattre ses auteurs préférés, Hippocrate, Celse et Galien.

A côté de l'opinion de ses maîtres, il place les faits de sa pratique personnelle. Ces plaies sont bien souvent mortelles : « Toutefois, dit-il, j'ay pansé plusieurs qui avoyent des coups d'espée et de pistoles au travers du corps, qui sont guaris. Et pour tesmoignage de ce, j'ai pansé en la ville de Melun, l'argentier de l'Ambassadeur du Roy de Portugal, qui avoit un coup d'espée au travers du corps, par lequel les intestins

---

(1) Celse, *De rc medica*, lib, 7, cap. 2, sect. 3.

furent vulnérez, en sorte que, quand on l'habilloit, sortoit par la playe, assez grande quantité de matière fécale ; néantmoins ledict Argentier a esté guary. Mesme ces derniers jours, je fus appelé pour un gentilhomme natif de Paris, nommé Gilles le Maistre, seigneur de Belle-Iambe, demeurant à la rue Sainct-André des Arts en la présence de MM. Botal, médecin ordinaire du Roy et de la Royne, et Richard Hubert, chirurgien ordinaire dudict seigneur, et Jacques Guillemeau chirurgien du Roy et Juré à Paris, hommes sçavants bien expérimentés en la chirurgie : lequel avoit reçu un coup d'espée tout au travers du corps, dont par plusieurs jours, jetta le sang siège par la bouche et en assez grande quantité, qui dénotait les intestins estre offensez toutesfois en quinze ou vingt jours fut guary (1). »

Ces deux observations sont des plus concluantes : A. Paré a nettement établi le diagnostic de plaie intestinale, et l'intestin ne faisant pas hernie, n'a pas pratiqué « la suture du pelletier », et les malades ont guéri.

C'est aussi ce qu'il nous a été donné d'observer : nous avons vu à l'hôpital Saint-Antoine, au mois de décembre 1882, dans le service de M. le docteur Périer, un malade atteint d'un coup de couteau dans l'abdomen, avec hernie de l'épiploon et selles sanglantes, indiquant nettement la blessure intestinale,

---

(1) A. Paré, *Œ. complètes*, l. 10ᵉ, ch. 35.

guérir, sans que l'intervention chirurgicale ait porté sur un autre point que sur l'épiploon hernié.

Ce fait nous ayant paru intéressant à consigner, nous avons dès cette époque recherché les opinions des divers auteurs, qui avaient publié des faits analogues à celui que nous avions observé.

Ainsi que nous l'avons dit, on peut considérer A. Paré comme le promoteur d'une opinion nouvelle, qu'il émettait sans trop oser la soutenir : celle de la guérison spontanée ou immédiate des plaies intestinales.

Depuis l'époque où il écrivait ces lignes, les chirurgiens tout en faisant leurs réserves, ont considéré, comme n'étant pas au-dessus des ressources de l'art, les plaies intestinales, et, de nos jours, avec les progrès apportés par la méthode antiseptique, cette idée n'a fait que prendre de la consistance. Mais si tous sont d'accord pour dire que les plaies intestinales, une fois suturées, et l'anse réduite, peuvent guérir, il n'en est pas de même, lorsque la suture étant impossible, on ne peut faire le diagnostic que par les signes dits rationnels, tels que : issue des matières fécales par la plaie, selles sanglantes, etc. ; dans ces cas, l'opinion à formuler, est tout au moins ajournée.

Nous avons voulu, en joignant les faits épars à celui que nous avons observé, réunir les éléments d'une réponse aux questions suivantes, que nous nous sommes posées : « *Les plaies du tube intesti-*

nal, non réunies, le plus souvent par suite de cir-constances indépendantes de la volonté du chirur-gien, peuvent-elles guérir spontanément, et sans anus contre nature consécutif?

Quel est le mécanisme de leur guérison?

Quelle est en outre la conduite à tenir, pour aider la nature dans ces cas particuliers?

Nous avons fait tous nos efforts pour donner une réponse satisfaisante à ces questions. Notre expérience personnelle étant très limitée, dans un sujet où les cas observés font presque époque dans la vie d'un chirurgien, nous avons dû entreprendre de nombreuses recherches dans les maîtres en cet art. C'est sous leur égide que nous nous plaçons, pour demander à nos juges de vouloir nous accorder toute leur bienveillance.

CHAPITRE PREMIER.

En abordant l'étude des symptômes des plaies intestinales, il nous est possible de la diviser de suite en deux parties : dans la première, la paroi est largement ouverte, l'intestin fait hernie ; on peut pour ainsi dire, toucher la lésion, qui ne laisse aucun doute dans l'esprit du chirurgien.

Dans la seconde, la plaie abdominale est étroite, quelquefois l'épiploon faisant hernie, empêche toute exploration, même intempestive, et il faut se guider particulièrement sur les symptômes, dits rationnels, pour affirmer qu'il existe une solution de continuité du tube intestinal. Ce sont ces dernier cas, que nous considérerons plus particulièrement, ainsi que nous l'avons annoncé.

Nous plaçant au point de vue de la guérison, sans intervention chirurgicale, il est presque entendu déjà, que la solution de continuité ne s'est pas montrée béante à nos yeux, car il eût été, dans ce cas, difficile de s'empêcher d'intervenir, et avec raison, ne fût-ce même qu'au moyen d'un simple point de suture ; aussi, devons-nous, en l'absence du signe fourni par la vue de la plaie, connaître tous ceux qui peuvent nous mettre sur la voie du diagnostic positif de la lésion.

Les signes dits rationnels des plaies de l'intestin, auxquels les chirurgiens du siècle dernier, attachaient la plus grande importance, n'appartiennent

pas exclusivement du reste, aux blessures du canal
intestinal. Chez les sujets nerveux, que la blessure
a profondément impressionnés, il peut survenir un
ensemble de symptômes fort analogues à ceux que
nous allons décrire. Mais, généralement, ces symptômes ne sont pas assez complets, pour en imposer,
étant donné, que certains d'entre eux ne peuvent
exister que s'il y a véritablement plaie intestinale.

Deux cas, avons-nous dit, peuvent se présenter :
dans l'un, les intestins herniés, montrent leur blessure; dans l'autre, il faut se contenter de ces symptômes rationnels. Dans le deuxième cas, voici le
plus souvent comment se déroule la scène morbide :
le sujet, qui est atteint au niveau de la paroi abdominale, soit par une arme blanche, soit par un projectile, ressent immédiatement ou presque immédiatement, une douleur subite, tellement vive, qu'elle
peut déterminer la syncope; il est en effet facile de
s'imaginer, connaissant l'innervation intestinale, le
retentissement, sur le plexus solaire et ses origines,
en particulier, le pneumogastrique; et de comprendre, que la syncope puisse être assez souvent le premier phénomène observé. La syncope peut encore
être causée par l'hémorrhagie interne, mais rarement
celle-ci est assez abondante pour déterminer la mort.

Si la plaie de la paroi est assez large et béante,
les intestins peuvent venir faire hernie, et le diagnostic s'impose au chirurgien; toutefois, l'épiploon
peut lui-même venir boucher cette ouverture, et

faire hésiter le diagnostic. Mais en dehors de ces cas, il existe des symptômes particuliers et véritablement pathognomoniques. Ainsi, il ne sera pas permis d'hésiter, lorsqu'on verra sortir par l'ouverture des parois de l'abdomen, des gaz intestinaux, et surtout des matières fécales, ou des liquides ayant la couleur et l'odeur de celles-ci.

Nous insisterons sur ce dernier point, car il est facile de comprendre, que lors de blessures de l'intestin grêle, les matières qui s'écoulent par la plaie ne devront pas être sensiblement les mêmes, que dans les blessures du gros intestin. Mais pour que cet écoulement se produise, il est nécessaire que les deux solutions de continuité intestinale et pariétale, ne soient pas séparées, par un trajet tortueux, irrégulier, permettant plutôt la rétention de ces matières, que leur issue au dehors. Il peut même se faire, ainsi que de nombreuses expériences l'ont montré, expériences que l'on trouvera consignées dans la thèse de Vogt (1), lorsque la plaie intestinale est relativement petite, il peut se faire, disons-nous, que la tunique musculaire de l'intestin, en se contractant, oblitère complètement cette solution de continuité, et empêche l'écoulement des matières au dehors. De plus, par leur situation même, les intestins sont favorisés dans ce sens; on sait, en effet, que pour ainsi dire, la cavité abdominale trop

____

(1) Vogt, *Thèse de Paris*, 1879.

petite, ne possède pas une capacité suffisante pour les contenir; et lorsqu'à l'autopsie on fait une incision à ses parois, on voit le paquet intestinal venir faire hernie. Etant donnée cette capacité insuffisante, et comme corollaire obligé, le tassement forcé des anses intestinales, il en résultera immédiatement que, lors de plaie intéressant l'intestin et en particulier l'intestin grêle, si la hernie ne peut se produire, les anses du voisinage, formeront tampon, et viendront en oblitérant l'orifice de section, s'opposer à l'issue des matières. Rationnellement donc, s'il ne sort pas par la plaie des gaz ou des liquides intestinaux, on peut être conduit à nier la lésion. Nous parlons, en ce moment, des phénomènes qui, dans la majorité des cas, surviennent, sinon aussitôt après l'accident, tout au moins dans les vingt-quatre heures qui suivent. Disons de plus, pour bien faire voir comme les données du problème sont nombreuses, que dans certains cas, l'épiploon lui-même a pu venir faire bouchon, et s'engager dans la solution de continuité de l'intestin, en empêchant l'écoulement des matières fécales à l'extérieur.

Quels sont donc les phénomèmes qui nous permettront, en dehors de ceux dits pathognomoniques, de porter le diagnostic de plaie intestinale ?

Jobert (1) insiste sur un signe, auquel il attache la

---

(1) Jobert (de Lamballe), *Traité théorique et pratique des maladies chirurgicales du canal intestinal.* Paris, 1829.

plus grande importance, et qu'il affirme être cons-
tant : nous voulons parler de la tympanite. Il est
certain que, lorsque celle-ci survient brusquement,
presqu'aussitôt après l'accident, elle a une valeur
capitale. Mais pour que les gaz qui envahissent la
cavité abdominale, puissent donner lieu à un épanchement aussi rapide et aussi marqué, il faut, non-
seulement, que la plaie viscérale ne soit pas obli-
térée par le mécanisme que nous avons signalé précédemment mais encore, que la solution de continuité des parois soit peu étendue, et que l'accolement
de ses bords soit assez complet, pour empêcher l'issue
des gaz intestinaux au dehors. D'un autre côté, la
paralysie d'une portion de l'intestin, l'inflammation
du péritoine, survenant quelquefois très rapidement,
peuvent, par les signes donnés à la percussion faire
croire à un épanchement gazeux. La tympanite n'est
donc pas un signe absolu de plaie de l'intestin, du
reste, Boyer (1) met en doute la valeur de ce symptôme. « Il n'est pas absolument nécessaire, dit-il, que
les intestins soient percés, pour que l'air s'épanche
dans la cavité abdominale ; et les signes qui indiquent cet épanchement, ne font pas connaître
d'une manière certaine, la lésion du conduit intestinal. » Tout en partageant l'avis de Boyer, nous
nous permettrons de faire remarquer, que l'entrée

---

(1) Des opérations que réclament les plaies de l'estomac et de
l'intestin. *Thèse de concours*, Paris, 1841.

de l'air par la solution de continuité de la paroi, est
chose rare ; et qu'en dehors du cas, où la tympanite
est due à la paralysie de la tunique musculaire de
l'intestin, lorsque l'épanchement est réellement intra-
péritonéal, il est fort probable, que les gaz pro-
viennent de l'intestin blessé. Boyer ajoute que la
production d'un emphysème des parois abdominales
du tissu celullaire intermusculaire, aurait une valeur
beaucoup plus grande. Ce signe semble avoir une
valeur réelle ; nous n'avons pas là, en effet, comme
au thorax, une paroi essentiellement mobile, qui pour
ainsi dire, aspire par ses glissements, l'air extérieur.

En résumé, les phénomènes qui permettent d'établir un diagnostic positif, sont, en les énumérant
par ordre de valeur : issue des matières fécales ou
de gaz ; emphysème des parois abdominales et tympanite.

Nous ne ferons que signaler la possibilité d'un
épanchement de sang dans la cavité péritonéale, car
cet épanchement est un signe de peu de valeur. On
sait, en effet, que l'épiploon, et surtout le mésentère,
contiennent de nombreux vaisseaux ; et que, parmi
ceux-ci, se trouvent des troncs assez volumineux,
qui peuvent être intéressés par l'agent vulnérant,
en dehors de toute plaie intestinale.

Dans les cas douteux, certains chirurgiens, et en
particulier, Baudens (1), conseillent d'introduire le

---

(1) Cliniques des plaies par armes à feu.

doigt dans la plaie, et d'aller directement à la recherche de la lésion intestinale. Ce dernier auteur, se fondant sur ses expériences, faites sur les animaux, signale une sensation spéciale, donnée par la surface de section de l'intestin : « Les bouts de l'intestin, dit-il, qui viennent d'être déchirés par une arme vulnérante, se contractent d'une manière spasmodique, et deviennent durs et comme cartilagineux, de mous qu'ils étaient. »

Cet élément de diagnostic ne doit, croyons-nous, se présenter que bien rarement ; car en admettant que la douleur que doit déterminer cette exploration ne soit pas un obstacle, il faut, pour que l'on arrive sur le point de l'intestin qui a été blessé, que celui-ci ne soit pas inaccessible. Il est vrai, que dans ce cas, Baudens conseille de ne pas hésiter à débrider la plaie abdominale, et d'aller à la recherche de la lésion que l'on soupçonne ; mais, pour agir ainsi, il faut être décidé à intervenir chirurgicalement, en suturant l'intestin ; car un débridement qui n'aurait d'autre but que de débarrasser la cavité péritonéale d'un épanchement de sang ou de matière stercorale, serait plus préjudiciable au blessé, que l'expectation qui peut laisser à la formation des adhérences, le soin de limiter la péritonite inévitable, dans le cas d'épanchement du contenu de l'intestin.

Disons enfin, qu'en l'absence de tout écoulement extérieur, si l'arme qui a servi à faire la blessure est entre les mains du chirurgien, celui-ci devra examiner aussitôt, si elle ne porte pas les traces de matières fécales.

En parlant précédemment des épanchements intra-péritonéaux, nous n'avons accordé que peu de valeur au point de vue du diagnostic, à l'hémorrhagie; mais elle prend une importance bien plus considérable, lorsqu'elle se fait du côté du conduit intestinal, car elle peut, à elle seule, permettre d'établir le diagnostic certain de la lésion, et même de la localiser.

Tous les auteurs, du reste, s'accordent pour lui reconnaître une importance capitale. Nélaton (1) cite le cas d'un homme qui reçut un coup de couteau dans l'abdomen, et chez lequel le seul signe, pouvant faire supposer la blessure de l'intestin, était un écoulement de sang abondant par l'anus. Ce blessé succomba exsangue; et à l'autopsie, on trouva une petite plaie de l'intestin grêle, au voisinage de l'insertion mésentérique, avec division d'une branche artérielle, se rendant aux parois de l'intestin.

C'est également sur ce signe, que dans l'observation personnelle, que nous rapportons, put être nettement établi le diagnostic de plaie de l'intestin; il est donc de la plus haute importance. « Nous pouvons ajouter que, d'après les modifications subies par le sang, on peut, chose importante au point de vue du pronostic, déterminer, avec de grandes

---

(1) *Pathologie chirurgicale*, t. IV, p. 137.

probabilités, quelle est la portion du tube intestinal,
qui a été intéressée. En effet, une hémorrhagie abondante, fera supposer que la solution de continuité,
siège dans un point rapproché des insertions mésentériques ou mésocoliques, puisque c'est là que se
trouvent les vaisseaux les plus volumineux. D'autre
part, si la lésion porte sur un point élevé du tube
digestif, sur le jejunum, l'iléon, l'écoulement du sang
se fera toujours un certain temps après l'accident ;
et, lorsqu'il fera son apparition, le sang aura été en
contact avec le suc intestinal, et le produit des
glandes annexées au tube digestif. Il aura subi un
degré plus ou moins avancé de digestion, et se présentera avec l'aspect noirâtre, grumeleux, que l'on
est habitué à rencontrer dans les selles des malades
atteints d'affection organique de l'estomac. Si, au
contraire, le colon, l'S iliaque, ont été atteints, l'apparition du sang dans les garde-robes, sera plus
rapide, et il aura presque conservé ses caractères
normaux, étant donné le peu d'altération qu'il a
subie, dans un organe, qui remplit plutôt les fonctions
de réservoir, que celles de viscère assimilateur.

Il est rare de ne pas voir l'hémorrhagie se répéter
plusieurs fois. La présence du sang dans les selles,
se renouvelle à plusieurs reprises ; et, il semble,
qu'après une première hémorrhagie plus ou moins
abondante, il se fait à la surface de la plaie intestinale, une sorte de suintement, favorisé peut-être
par les contractions vermiculaires de l'intestin.

Quoi qu'il en soit, la présence de sang dans les garde-robes, constitue à elle seule, un signe presque certain de plaie de l'intestin ; le doute ne saurait donc exister, lorsqu'elle sera accompagnée par d'autres phénomènes, se rapportant à cette lésion.

On nous pardonnera d'avoir insisté aussi longuement sur ce symptôme ; mais dans le cas particulier où nous nous sommes placé, le plus souvent la guérison étant survenue, il n'a pas été donné au chirurgien de constater la plaie *de visu;* l'hémorrhagie intestinale doit donc avoir une importance considérable, comme élément de diagnostic.

Avant d'aborder l'étude du mécanisme de la guérison, il est un point de la plus haute importance, sur lequel nous devons attirer l'attention. Nous avons dit, dans l'introduction qui précède ce chapitre, qu'autrefois, les plaies intestinales étaient presque toutes considérées comme fatalement mortelles ; nous avons fait voir par quelles transitions, les esprits étaient passés, pour arriver à reconnaître timidement d'abord, mais ensuite, d'une façon plus assurée, que la guérison pouvait avoir lieu. Cette dernière opinion a pû, jusqu'à un certain point, être portée jusqu'à l'exagération ; et nous ne voudrions pas que l'on pût nous adresser le même reproche, car nous avons seulement entrepris d'étudier la guérison des plaies de l'intestin, sans anus contre nature, et sans intervention chirurgicale, voulant démontrer que ces cas de guérison étaient peut-être plus fréquents qu'on a pu le dire ; mais nous sommes bien loin de vouloir diminuer la gravité du pronostic de ces plaies.

Nous pourrions citer certains auteurs, qui nous font la part trop belle, dans le sujet que nous étudions ; nous voulons parler de ceux qui ont émis cette opinion, qu'il n'existe pas de plaie pénétrante de l'abdomen, sans lésion du tube intestinal. Si cette manière de voir était admise, la statistique serait véritablement des plus favorables, comme il est facile de s'en rendre compte, en parcourant les auteurs qui ont traité semblable matière ; mais nous croyons que, bien souvent, un agent vulnérant peut pénétrer dans la cavité abdominale, même profondément, sans blesser l'intestin.

Malgaigno (1) a soutenu cette opinion, qu'il n'y avait pas de plaie pénétrante abdominale, sans lésion viscérale ; quand on songe, en effet, à l'état de réplétion de la cavité abdominale, il semble difficile, à première vue, qu'il en soit autrement ; et cependant, le fait est possible.

La paroi peut être assez épaisse, pour que la force d'action de l'agent vulnérant s'épuise en grande partie sur elle, et ne puisse plus intéresser les viscères sous-jacents.

D'autre part, cet agent surtout, lorsqu'il est mousse, peut glisser sur l'intestin, qui, en raison de sa grande

---

(1) *Traité d'anatomie chirurgicale et de chirurgie expérimentale.*

2

mobilité, a une tendance à fuir devant la blessure.
Citons à l'appui, des faits des plus concluants : Des-
près montra à la clinique de Bérard (1), un jeune
garçon, qui était tombe d'un cerisier de trois mètres
de hauteur sur un échalas, dont l'extrémité supérieure aiguisée en fer de lance, pénétra à quatre centimètres des apophyses épineuses, et à six centimètres
de l'omoplate gauche ; traversa la cavité abdominale
d'arrière en avant, de part en part, et sortit à quatre
centimètres au-dessus du pubis, pour rentrer dans
la partie supérieure de la cuisse droite, où il s'arrêta.
Des ouvriers passant par l'endroit où était arrivé l'accident, retirèrent l'épieu, et le malade guérit. Il est
plus que probable, et même certain, que dans ce cas,
il n'y eut pas plaie intestinale, bien que la cavité
abdominale eût été traversée de part en part. Nous
pouvons rapprocher de ce fait, celui rapporté par
Irving (2), et cité par Duplay, dans son traité de pathologie externe : Un homme ayant eu l'abdomen
traversé de part en part par un coup de baïonnette,
était entièrement guéri le quatrième jour. A côté de
ces deux cas, nous citerons le suivant, pour faire voir
que le diagnostic n'est pas toujours d'une certitude
absolue : Otis (3) rapporte qu'un homme, atteint d'une
balle qui lui traversa l'abdomen d'avant en arrière,

---

(1) *Annales de la Société de méd. et de chir.*, 1843, t. 14, p. 42.
(2) *American med. Times*, 1862, vol. IV, p. 273.
(3) *Surgical history of the War*, p. 40.

ne présenta aucun accident grave, et guérit rapidement. Six ans plus tard, cet homme étant mort du choléra, on constata l'existence de cicatrices sur trois points de jejunum.

On voit donc, que tout en admettant que les plaies pénétrantes simples de l'abdomen, existent réellement, et que par conséquent, l'opinion de Malgaigne est trop absolue, on ne peut toujours affirmer que l'intestin n'a pas été intéressé, puisque ses blessures sont susceptibles, dans certains cas, de guérir sans accident.

CHAPITRE II.

Dans le précédent chapitre, nous avons appris à reconnaître la plaie intestinale, dans le cas où la solution de continuité se dérobait à nos investigations; nous allons étudier maintenant, dans quelles conditions ces plaies se produisent, quel est leur lieu d'élection, et surtout, quels sont les moyens employés par l'organisme, pour arriver spontanément à combler la perte de substance.

Il suffit de se représenter la topographie générale de la cavité abdominale, et la disposition des viscères qui y sont contenus, pour comprendre que les différentes parties du tube intestinal, car nous ne nous occupons que de celui-ci, contrairement à ce qui se passe pour les autres viscères, pourront ne pas être atteintes, dans les mêmes proportions, et peut-être de la même façon, même par un corps vulnérant de même nature. Ainsi, il est facile de comprendre que, l'intestin grêle, avec des circonvolutions pressées les unes contre les autres, toujours prêtes à faire hernie, et remplissant complètement la cavité abdominale, avec les parois de laquelle elles sont en contact immédiat, devra bien plus souvent être intéressé, que le gros intestin, et en particulier sa dernière portion, qui occupe une situation profonde. D'autre part, étant donné le point de vue spécial auquel nous nous sommes placé, il

importe de faire remarquer, que certains segments
du gros intestin, devront, en raison de la disposition
spéciale de la séreuse péritonéale qui les enveloppe
incomplètement, donner lieu, lorsqu'ils seront blessés,
à des phénomènes particuliers, fort importants à
considérer. Ainsi, qu'un instrument piquant, tran-
chant, ou même un projectile, pénètre dans la
cavité abdominale, en traversant sa paroi antérieure,
en dehors des cas que nous avons signalés, et dans
lesquels l'intestin échappe pour ainsi dire à l'agent
vulnérant, il est certain que la plaie intestinale
s'accompagnera toujours de plaie péritonéale, et que
cette dernière intéressera le feuillet pariétal, et le
feuillet viscéral; tandis que s'il y a pénétration par
la paroi abdominale postérieure, il pourra se faire
que l'instrument ou le projectile, arrivé au niveau
du colon ascendant ou descendant, pénètre dans l'in-
tervalle qui sépare à ce niveau, les deux feuillets péri-
tonéaux, et vienne intéresser directement les tuniques
propres de l'intestin, sans toucher la séreuse. Dans
ces cas, même s'il existe un épanchement de matières
fécales dans les tissus du voisinage, il pourra fort
bien arriver que le tissu cellulaire, celui d'une fosse
iliaque par exemple, participe seul à l'inflammation ;
et, quoique la périty phlite présente une certaine
gravité au point de vue du pronostic, il est incontes-
table qu'elle laisse au sujet, qui en est atteint, plus de
chances de guérison, qu'une péritonite généralisée
qui, presque toujours, est suivie d'une mort rapide.

Ceci dit, voyons quels sont les phénomènes qui se passent, lorsqu'un agent vulnérant a déterminé une solution de continuité des parois intestinales, et étudions le mécanisme de la guérison.

C'est surtout aux expériences faites sur les animaux par Travers (1), Jobert (2) et Reybard (3), que nous devons de connaître la physiologie pathologique de ces plaies. Ces expériences ont pu, dans quelques cas, être confirmées par l'observation des lésions constatées sur des sujets qui, ayant eu autrefois des plaies de l'intestin, ont succombé plus ou moins longtemps après, et à l'autopsie desquels, on a retrouvé des traces de cicatrisation.

Nous examinerons successivement, au point de vue anatomo-pathologique, les plaies par instruments piquants, tranchants et contondants. Si, comme l'a fait Jobert, après avoir attiré au dehors une anse intestinale d'un animal, on la transperce avec une aiguille, voici ce que l'on peut observer : à mesure que l'introduction de l'aiguille a lieu, les fibres musculaires de la paroi intestinale s'écartent, et en même temps, exercent un certain degré de constriction sur ce corps étranger, ce dont il est facile de s'assurer, en essayant de le retirer. On sent nettement qu'une force

---

(1) *On injuries of the intestines.* London, 1812.

(2) *Traité théorique et pratique des mal. chirurgicales du canal intestinal, expériences et observations sur les plaies des intestins.*

(3) *Journal complémentaire des sciences médicales.* 1830, **T. XXXVII.**

active s'oppose au retrait, de même qu'elle s'est
opposée à l'introduction. L'aiguille retirée, il s'écoule
à peine une goutte de sang; ce traumatisme léger,
n'est suivi d'aucun retentissement inflammatoire du
côté du péritoine; le rapprochement des lèvres de la
plaie s'opère aussitôt, et la guérison survient rapidement. Ces expériences, qui plus récemment, ont
été répétées par Vogt (1), datent déjà de fort loin;
car, lorsque le tympanisme empêchait la réduction
d'une anse d'intestin à travers une plaie de l'abdomen, A. Paré n'hésitait pas à pratiquer une ponction,
pour faire sortir les « ventosités » sans crainte de
complications ultérieures.

Si on fait pénétrer à travers les parois un instrument un peu plus volumineux, un stylet par exemple,
on constate, à peu de chose près, les mêmes symptômes; et la guérison survient, dans les mêmes cir-
constances. Tous ces faits expliquent l'innocuité de
l'acupuncture, et à la rigueur, permettent de comprendre comment un instrument très effilé, a pu,
dans certains cas, traverser de part en part les
anses intestinales, sans déterminer d'accidents.

Mais l'innocuité ne peut exister qu'à la condition
qu'il y ait simplement écartement des fibres musculaires de l'intestin; car si ces fibres ont été divisées
dans une certaine étendue, elles se rétractent : la
tunique fibreuse ou celluleuse, accompagne la tu-

---

(1) *Loc. cit.*

nique musculaire dans sa rétraction ; tandis que la tunique muqueuse, lâchement unie à la couche celluleuse, vient faire hernie entre les lèvres de la plaie ; et il existe dès lors, une sorte d'antagonisme entre les deux tuniques intestinales, interne et externe ; nous omettons, bien entendu, la tunique péritonéale. Disons tout de suite, que si cette dernière est seule atteinte, il n'existe là, qu'une plaie non-pénétrante, dont la gravité est beaucoup moins grande. La muqueuse vient donc, lorsque la solution de continuité présente une certaine étendue, s'interposer entre les deux lèvres de l'orifice créé par la section ; et, tandis que les fibres musculaires, irritées par le passage de l'instrument vulnérant, se contractent, et tendent à agrandir les dimensions de la plaie, l'interposition de cette muqueuse fait l'office d'un bouchon obturateur, quelquefois tellement exact, que si, la plaie ne présente pas des dimensions trop grandes, l'orifice peut se trouver fermé assez hermétiquement, pour que l'épanchement des matières, même liquides, contenues dans le tube intestinal, ne puisse faire issue au dehors.

Toutefois, il existe à cet égard quelques différences, selon le sens dans lequel a été faite la solution de continuité. Rappelons brièvement, que la tunique musculaire de l'intestin grêle, aussi bien que celle du gros intestin, comprend deux couches distinctes ; une couche superficielle, formée de fibres longitudinales, et une couche profonde, composée de fibres circulaires ; chacune de ces couches, comme nous allons le voir, a une action différente, et joue un rôle spécial, dans le cas de plaie de l'intestin.

Dans les plaies transversales, les fibres longitudinales tendent à écarter les deux lèvres de la plaie, mais cette action est généralement peu considérable : d'autre part, comme nous l'avons vu, la muqueuse vient faire hernie à travers les tuniques perforées, et se présente sous forme d'une saillie à surface inégale, d'une coloration variable, suivant son degré d'étranglement ; et présentant à son centre, une sorte de canal qui peut être rendu imperméable, par le fait de la compression exercée sur ses parois, par les lèvres de la plaie.

Lors de plaie longitudinale, c'est surtout la couche circulaire qui exerce son action ; elle se rétracte latéralement ; et par ce mouvement de rétraction, elle augmente les dimensions de la plaie, dont les deux lèvres s'écartent l'une de l'autre. Comme cet écartement est plus prononcé au milieu qu'aux extrémités, il en résulte une forme elliptique : d'autre part, le renversement de la muqueuse est moins considérable que dans le cas précédent ; de là résulte une occlusion moins parfaite et par conséquent des conditions moins favorables pour s'opposer à l'épanchement des matières fécales dans la cavité péritonéale.

Dans les plaies obliques, il est évident que suivant le degré d'obliquité, et suivant que celle-ci sera plus ou moins accentuée dans un sens ou dans l'autre, on observera une plaie dont les caractères seront en rapport avec l'une des deux variétés précédentes, dont elle se rapprochera le plus.

A côté des plaies longitudinales, des plaies transversales et des plaies obliques, il existe des solutions de continuité totales du tube digestif.

On pourra nous objecter que nous avons pris soin de limiter notre sujet à l'étude des plaies pouvant être suivies de guérison spontanée : mais nous répondrons, en renvoyant à l'observation III, dans laquelle une section complète de l'intestin, fut suivie de guérison : nous ajouterons même, pour montrer la possibilité de la chose, que lors d'invagination intestinale, on a pu voir dans certains cas, les malades, rendre par l'anus, un segment complet de l'intestin ; et que néanmoins, la guérison s'est opérée dans un temps relativement court.

Jobert, dans ses expériences sur les animaux, a observé que, lors d'une section complète de l'intestin, les deux bouts s'écartaient l'un de l'autre ; mais qu'en même temps, la tunique musculaire se contractait, et que la muqueuse venant faire hernie, se renversait au dehors, et tendait ainsi à oblitérer l'orifice de section. Tout en admettant que l'issue des matières fécales puisse être un instant prévenue par ce mécanisme, pendant les premiers instants qui suivent la blessure, Jobert a noté que cette contraction cessait rapidement. Travers va plus loin, et nie absolument la possibilité d'une contraction intestinale suffisante pour empêcher la sortie, même momentanée, des matières fécales.

A notre avis, dans une question aussi délicate, et en face de divergences, séparant des auteurs d'une aussi grande autorité en semblable matière, il faut tenir compte des conditions différentes dans lesquelles ont pu se trouver ces expérimentateurs, selon qu'ils produisaient la section de l'intestin sur des animaux, dont le tube digestif était vide ou à l'état de réplétion.

Néanmoins, on conçoit que si la plaie des parois abdominales est assez large, bien que l'intestin soit rempli de matières fécales, celles-ci puissent s'écouler au dehors, des adhérences protectrices s'organiser et la guérison survenir sans anus contre nature persistant. Les conditions seront encore plus favorables, si l'intestin se trouve dans un état de vacuité relative.

Voici ce qu'observa Jobert dans ses expériences sur les animaux, au sujet du cas particulier dont nous parlons : L'intestin sectionné totalement est réduit dans la cavité abdominale ; à peine réduit, il se forme un épanchement circonscrit, « l'albumine » environne ses deux bouts, il se forme une sorte de kyste, dans lequel sont versées les matières fécales, et l'animal survit à sa blessure. Si, en effet, l'épanchement stercoral est peu abondant, il peut se faire que des adhérences péritonéales le circonscrivent, et viennent aussi empêcher la péritonite de se généraliser.

Dans l'observation publiée par l'*Abeille médicale* (1), on trouva à l'autopsie les deux bouts de l'intestin sectionné, unis aux parois abdominales au niveau de la plaie, et entourés d'adhérences nombreuses, au milieu desquelles se trouvait un conduit étroit, suffisant pour permettre le cours des matières fécales.

Mais nous le répétons, nous ne citons cet exemple qu'à titre d'exception, car on ne peut guère espérer la guérison, que dans le cas où la solution de continuité est de peu d'étendue.

La guérison spontanée peut se faire de différentes manières, et son mécanisme peut varier selon les cas. Nous avons vu que, lorsqu'il n'existait qu'une simple piqûre, la guérison se faisait presque toujours par première intention. C'est, en effet, la séreuse péritonéale qui joue le rôle principal dans le travail de cicatrisation ; les séreuses, comme on le sait, contractent très facilement et très rapidement des adhérences ; mais il n'en est pas de même des muqueuses, surtout, ce qui est le cas, pour la muqueuse intestinale, lorsqu'elles sont abondamment pourvues de glandes. Aussi, si l'interposition de la muqueuse entre les lèvres de la plaie est une circonstance favorable, en ce qu'elle peut prévenir un

______

(1) *Abeille médicale,* décembre 1846.

épanchement de matières fécales dans la cavité péritonéale, elle est aussi un obstacle à la réunion immédiate; mais l'affrontement des lèvres de la plaie, n'est
pas absolument nécessaire, pour amener l'occlusion
de celle-ci. L'épiploon, lorsqu'il est voisin de la solution de continuité, peut jouer un rôle important, et
venir, par un procédé analogue à celui que nous
avons constaté pour la muqueuse, s'insinuer entre
ses lèvres. Dans d'autres cas, les adhérences peuvent
souder la blessure à une anse voisine, et cela très
rapidement, comme l'a constaté Baudens dans ses
expériences sur les animaux : douze heures après la
blessure, les adhérences présenteraient, d'après cet
auteur, une solidité déjà suffisante pour jouer un
rôle protecteur efficace.

Jobert a également insisté sur le rôle important
de ces exsudats : « Tantôt, dit-il, à l'aide d'un fer
rouge, tantôt en employant une forte compression,
j'ai produit des eschares sur le tube intestinal de
plusieurs chiens : j'ai remarqué une cicatrice parfaite, aux dépens de l'épiploon, quand j'avais mortifié
la partie extérieure; au contraire, opérée aux dépens
des intestins grêles voisins, si j'avais agi sur les parties latérales; dans le premier cas, il y a exhalaison
albumineuse par l'épiploon, lequel adhère avec l'intestin ; dans le second, même exhalaison par l'intestin voisin : cette lymphe exhalée, forme un noyau
dur et résistant. »

Mais l'épiploon, en dehors de la possibilité de concourir à la formation des adhérences, joue un rôle encore plus important, comme nous l'avons dit précédemment, en obstruant directement la plaie; en effet, lorsque celle-ci est trop étendue pour être complètement comblée par le renversement de la muqueuse, une portion plus ou moins grande d'épiploon peut venir s'y engager et l'obstruer.

Baudens (1) cite le cas d'un militaire mort d'hépatite, trois mois après la guérison d'une plaie pénétrante de l'abdomen, par arme à feu, et chez lequel on pût observer à l'autopsie, un bouchon formé par l'épiploon, faisant une saillie de plusieurs lignes à l'intérieur de la cavité intestinale, et qui était parfaitement soudé aux lèvres de la plaie, qu'il oblitérait complètement.

Jobert signale également ce procédé de cicatrisation : « J'ai plusieurs fois, dit-il, fait aux intestins des plaies de cinq lignes; la cicatrisation a eu constamment lieu aux dépens de l'épiploon, qui se trouvait interposé entre les bouts de la plaie, et formait comme un petit tampon à l'intérieur. »

Tels sont les différents modes par lesquels se cicatrisent les solutions de continuité de l'intestin, faites par des instruments piquants ou tranchants : le péritoine joue donc, dans tous ces cas, un rôle capital; mais il est puissamment aidé par la muqueuse et l'épiploon, qui dans certains cas, remplacent mo-

---

(1) *Clinique des plaies par armes à feu*, p. 321.

mentanément les parois de l'intestin, et permettent aux adhérences de s'établir.

Bien que ce soit nous écarter un peu des limites que nous nous étions tracées, nous dirons un mot de la cicatrisation des plaies contuses de l'intestin. La guérison peut en effet survenir également dans ce genre de blessure, car l'attrition des parois de l'intestin, et leur mortification consécutive, n'est pas un obstacle absolu à la cicatrisation ; si la déchirure, en effet, est peu considérable, des adhérences protectrices peuvent s'établir rapidement, et limiter l'épanchement des matières contenues dans le tube intestinal ; et lorsque l'eschare se détachera, et que la solution de continuité présentera des dimensions souvent assez étendues, les adhérences auront déjà une solidité suffisante, pour s'opposer à l'issue au dehors, du contenu de l'intestin, et prévenir ainsi toute complication péritonéale.

TRAITEMENT.

D'après l'exposé que nous avons tracé des symptômes, on voit de suite que deux cas peuvent se présenter :

Dans un premier, l'intestin blessé fait hernie à
travers la plaie de la paroi abdominale ;

Dans un second, l'intestin reste à l'intérieur de
cette cavité.

L'anatomie pathologique nous a appris, que
même dans le premier cas, la conduite que devra
tenir le chirugien sera variable : il en sera de même,
lorsque la plaie des parois serà assez large, pour que
la plaie intestinale puisse être constatée. Si l'intestin est seulement le siége d'une simple piqûre ou
d'une ouverture peu étendue, il est tout indiqué,
lorsqu'il existe une hernie, de réduire, après avoir
soigneusement lavé avec la solution phéniquée.
Jobert s'exprime ainsi : « Quand, à la suite d'une
plaie, l'intestin se présente à l'extérieur, on doit à
l'exemple d'A. Paré et de Scarpa, le réduire sans
aucune espèce de crainte, lors même qu'il serait sorti
une petite quantité de matières fécales, lorsqu'il n'y
a à l'intestin qu'une ouverture de trois lignes. »

Mais s'il est permis d'hésiter en présence d'une blessure peu étendue, il y aurait témérité, lorsque la solution de continuité présente une certaine dimension, à
réduire l'intestin, et à abandonner la guérison aux
seuls efforts de la nature. Il ne faut pas alors, on le
comprend, hésiter à suturer les parties divisées, afin

d'éviter l'épanchement de matières dans le péritoine.

Dans tous ces cas, la blessure a été constatée; mais que devra-t-on faire, lorsque l'intestin blessé est resté dans la cavité abdominale, et que les signes, dits rationnels, indiquent seuls qu'il existe une solution de continuité ?

Les opinions à ce sujet ont beaucoup varié : nous avons déjà dit que certains auteurs, et des meilleurs, parmi lesquels nous citerons Baudens, Legouest, Lohmeyer, Beck, Otis, blâmaient l'abstention, et considéraient comme unique ressource, l'agrandissement de la plaie de la paroi abdominale, et la recherche de l'anse blessée.

Nous nous sommes dejà expliqué à ce sujet; et nous dirons encore, qu'à l'inverse des précédents, d'autres auteurs pensaient que l'inflammation adhésive pouvait prévenir cet épanchement de matières fécales, dans la cavité abdominale.

Nous nous trouvons là en présence d'opinions, qui sont certainement conciliables; et la guérison après suture, de même que la guérison après toute abstention volontaire ou involontaire, sont là pour nous prouver, que dans les deux cas, la terminaison heureuse peut survenir.

Cependant, il est nécessaire de formuler des indications, qui pourront être utiles, en nous plaçant exclusivement au point de vue suivant : lorsque toutes les probabilités sont en faveur d'une plaie intestinale, et qu'aucune indication bien précise n'autorise à intervenir chirurgicalement, quelle sera la conduite à tenir ?

Lorsque l'accident est survenu après le repas, les anciens auteurs conseillent d'administrer un émétique, pour vider l'estomac et éviter le passage de son contenu dans l'intestin et de là dans le péritoine. Ce procédé, malgré son apparence de rationalité, doit être totalement repoussé, et pour deux causes. L'intestin peut contenir, et contient le plus souvent, au moment où il est blessé, des matières plus ou moins digérées : la pression qui est exercée par le diaphragme, au moment du vomissement, sur les anses intestinales, ne pourra que favoriser la sortie de ces matières. Mais même en admettant que l'intestin soit en état de vacuité complète, est-ce que les secousses imprimées par les efforts de vomissement ne sont pas des plus défavorables, pour le développement des adhérences, qui sont la seule planche de salut pour le blessé ? Du reste les faits expérimentaux nous apportent encore ici des éclaircissements : Jobert dit en effet, qu'ayant administré plusieurs grains d'émétique à un chien, auquel il avait fait une plaie du canal intestinal, il observa, pendant les efforts de vomissement, la sortie du bol alimentaire par la plaie.

Cette pratique devra donc être absolument rejetée, ainsi que l'usage des purgatifs.

On a conseillé l'usage des lavements, lorsque la

plaie siégeait au-dessus de la valvule iléo-cœcale.
Outre le peu de nécessité qu'il y a de vider le gros
intestin, on n'est pas toujours tellement sûr du
diagnostic, qu'il ne soit préférable de s'abstenir, suivant en cela le conseil d'A. Paré (1) : « Grande
annotation, dit-il au jeune chirurgien : c'est qu'aux
playes faictes aux boyaux, ne faut donner clystères,
a raison que si le clystère sortiroit par la playe des
intestins et demeureroit en la capacité du ventre,
se pourriroit avec le sang et s'esléveroit de grandes
ventosités putridineuses qui font enfleures et tension au ventre. » Et comme corollaire, il conseille
les suppositoires.

Aujourd'hui nous croyons que dans ces cas, toute
intervention active est repoussée : aussitôt après
l'accident, et si la lésion n'est pas justiciable de
l'intervention chirurgicale, on condamnera le blessé
au decubitus dorsal et à l'immobilité la plus absolue.
L'alimentation se composera exclusivement de vin,
d'alcool, de bouillon à petites doses : on rejettera
même le lait, dont la partie caséeuse, sortant au travers
de la plaie, pourrait jouer le rôle de corps étranger.
En même temps, on donnera l'opium à hautes doses,
de façon à immobiliser complètement les anses intestinales. S'il survient une réaction fébrile, on cal-
mera la soif du malade avec de petits morceaux de
glace, évitant de lui faire absorber d'autres liquides

---

(1) A. Paré, *Œuvres complètes*, livre 10, ch. 36.

que ceux strictement nécessaires à son alimentation.

Si malgré toutes ces précautions, il survient des complications générales ou locales : péritonite, épiploïte, abcès stercoral, on aura recours à l'intervention chirurgicale, dans ses divers modes employés en pareil cas.

CONCLUSIONS.

1° L'opinion générale des auteurs, qui avant Ambroise Paré ont traité des plaies intestinales, a été que ces plaies sont toujours mortelles. A partir de cet auteur, on tend à considérer leur guérison comme possible.

2° Les exemples de guérison, lors d'intervention chirurgicale, aidée en particulier de la méthode antiseptique, sont aujourd'hui assez fréquents, et ont été l'objet de nombreux travaux.

3° Il n'en est pas de même des cas où l'intervention n'a pas eu lieu, soit volontairement de la part du chirurgien, soit qu'elle ait été jugée impossible.

4° Néanmoins, nous avons réuni et observé des exemples de plaies pénétrantes, qui ont guéri en l'absence de cette intervention.

5° Nous avons voulu chercher à préciser dans quels cas, on devait préférer l'abstention à l'intervention.

6° Nous pensons qu'on devra s'abstenir, chaque fois que l'anse blessée ne fera pas hernie au dehors ; et que même, à l'exemple de plusieurs auteurs, on devra instituer un traitement médical, s'il n'est sorti qu'une petite quantité de matières fécales par la plaie extétérieure.

7° Ce ne sera qu'à l'occasion d'épanchements stercoraux dans l'intérieur de la cavité péritonéale, qu'on sera autorisé à rechercher l'anse blessée.

8° Le mécanisme de la guérison spontanée, se fait le plus souvent par la production d'adhérences péritonéales. Ces adhérences peuvent comprendre dans leur production, une partie de l'épiploon ou de la tunique muqueuse s'étant interposée entre les lèvres de la plaie, et ayant mis obstacle dès le début à l'issue des matières fécales.

9° L'usage des purgatifs et des vomitifs devra être rejeté.

10° On mettra le blessé dans le decubitus dorsal ; on lui administrera l'opium à haute dose ; on rejettera tout aliment solide, et l'alimentation se fera au moyen de substances liquides, spiritueuses ou autres, peu abondantes et toujours glacées.

OBSERVATIONS.

OBSERVATION I (personnelle).

Coup de couteau dans l'abdomen. — Plaie de l'intestin. — Guérison.

Dans la nuit du 3 au 4 décembre 1882, B. âgé de 22 ans, reçut un coup de couteau dans l'abdomen ; malgré la douleur assez vive qu'il éprouva immédiatement, il put regagner son domicile, dont il était peu éloigné. Il appliqua sur sa plaie des compresses d'eau froide, et ce ne fut que le lendemain dans l'après-midi, qu'il se fit transporter à l'hôpital Saint-Antoine, où il fut reçu dans le service de M. Périer.

Au moment de son entrée, le malade est très pâle, son pouls est filiforme et très rapide, la respiration brève et fréquente, mais la température n'est pas élevée. La plaie longue de trois centimètres environ, est située dans la partie supérieure de la région hypogastrique, et un peu à gauche de la ligne médiane, elle est recouverte et masquée par une masse épiploïque assez volumineuse, fortement étranglée au niveau de son pédicule ; l'abdomen n'est pas distendu ; et à la pression, on ne détermine que très peu de douleur dans les points rapprochés de la plaie ; pendant les mouvements que fait le blessé dans son lit, il accuse une sensation de tiraillement au niveau de la région épigastrique, dans un point qui paraît correspondre à la grande courbure de l'estomac.

La masse épiploïque présente déjà un commencement d'altération, sa surface est légèrement brunâtre. Son pédicule est lié par deux sutures au catgut ; puis réséqué, et après avoir été lavé soigneusement avec la solution phéniquée, le pédicule, qui ne présente aucun point altéré, est

abandonné, et rentre spontanément dans la cavité abdominale, dans laquelle il disparaît avec rapidité, en se dirigeant
vers la partie supérieure; la plaie ainsi dégagée, permet de
voir dans la cavité abdominale qui ne présente rien de
particulier; on réunit ensuite par trois points de suture,
comprenant la peau, le muscle, l'aponévrose et le feuillet
pariétal du péritoine, et on applique un pansement phéni-
qué. Dans la soirée, le malade vomit, quoique n'ayant pas
mangé depuis l'accident; puis il est pris d'un besoin im-
périeux d'aller à la garde-robe, et rend à peu près un demi-
litre de sang presque pur, et à peine altéré, paraissant avoir
séjourné peu de temps dans l'intestin, et provenir de la
dernière portion du tube digestif, en raison de son peu
d'altération.

Dès lors, la plaie de l'intestin, qu'aucun des symptômes
généraux ou locaux ne permettait d'affirmer, ne paraît
plus douteuse.

On recommande au malade de garder la plus grande
immobilité; on lui donne de l'opium à l'intérieur, une diète
rigoureuse est prescrite.

Le lendemain, nouvelle selle contenant du sang, ayant
les mêmes caractères et la même abondance que le veille;
température 37°, 2; l'état général est bon; absence complète de douleur abdominale; les vomissements ne se repro-
duisent plus.

Les deux jours suivants, même état; les selles contiennent encore du sang, mais en moins grande quantité.

Le 8 décembre, cinq jours après l'accident, on renouvelle
le pansement; la plaie ne présente aucune trace d'inflammation; les fils sont enlevés; les parties profondes sont
réunies, il y a un peu de suppuration au niveau de la
peau.

A partir de ce jour, il y a disparition complète du sang

dans les selles; la température reste normale, l'état général est excellent, et le blessé réclame avec insistance à manger; néanmoins on ne lui donne que des bouillons; le 18 décembre, c'est-à-dire quatorze jours après l'accident, le blessé ressent une douleur très vive dans l'abdomen, qui se météorise et devient très tendu; pas de vomissements, mais constipation très marquée.

En explorant l'abdomen, on constate au-dessous de la grande courbure de l'estomac, la présence d'une tumeur assez volumineuse, très douloureuse à la pression, et qui paraît produite par l'inflammation du pédicule épiploïque. La température restée normale jusqu'à ce jour, s'élève à 39,6 et oscille entre ce chiffre et 38 pendant quatre jours; puis le ventre reprend sa souplesse, et le 31 décembre, le malade peut se lever et reprendre sa nourriture habituelle. Mais on constate toujours un noyau d'induration du volume d'un gros œuf au-dessous de l'estomac; la pression ne détermine plus aucune douleur à ce niveau.

OBSERVATION II.

Plaie pénétrante de l'abdomen. — Blessure de l'intestin. — Guérison par le Dr Henry Morton, 28 septembre 1872 (*British medical*).

Le 9 août 1865, à la fin de la nuit, je fus appelé pour voir le nommé M. qui me dit-on se promenait dans la ville, avec ses intestins dans la main. Il avait apporté du bois dans la ville et s'en allait, selon sa coutume, emportant une bouteille de rhum dans son tablier; lorsqu'à un mille de sa demeure, la nuit étant devenue fort obscure il trébucha et tomba en brisant sa bouteille; un éclat de verre pénétra dans le côté gauche de l'abdomen, à environ deux pouces de l'ombilic, faisant une blessure irrégulière, intéressant le grand épiploon, et divisant la tunique péritonéale du jejunum.

L'intestin fit immédiatement hernie, et celle-ci ne fit qu'augmenter, jusqu'au moment où il arriva à la ville. En sorte, que lorsque je le vis, il sortait environ 10 à 12 pouces d'intestin avec une égale quantité de grand épiploon. Il n'y avait pas une grande perte de sang, mais l'épiploon avait une teinte brunâtre, et sa température, ainsi que celle de l'intestin hernié, était abaissée ; comme il n'y avait que peu de prostration, et que l'état général était satisfaisant, je pensai, d'accord avec un confrère appelé pour la circonstance, que le mieux était de réduire en masse. Ce qui fut fait ; nous fîmes en outre cinq points de suture avec du fil d'argent. Toutes les deux heures, on donna de fortes doses d'opium et de calomel. Le lendemain, 10 août, je constatai une douleur très vive de l'abdomen, et un commencement de péritonite ; mais en somme, la nuit fut satisfaisante. Le 11, le 12 et le 13 août, il ne survint rien de particulier. Le 14, je constatai un fort épanchement abdominal, qui me décida à enlever les points de suture inférieurs ; en faisant mettre le malade sur le côté, il s'écoula à son grand soulagement mais à mon grand effroi, une quantité de liquide sanguinolent et grumeleux. Le 15, état très grave. Je donnai au blessé une potion avec un acide minéral, pour calmer sa soif qui était très vive. Pendant les trois jours suivants, il y eut peu de changement, et tous les matins il sortait de la cavité abdominale, une plus grande quantité de liquide que les jours précédents. Le 19, l'état général s'améliora, il en fut de même jusqu'au 30, époque à laquelle je permis au malade de se lever. Quelques jours plus tard, il reprenait ses occupations habituelles.

Depuis, j'ai eu souvent l'occasion de revoir ce malade ; il se plaignait seulement d'un léger pincement au niveau de son ancienne blessure, pincement probablement dû aux adhérences de l'épiploon à la paroi abdominale. L'état général était excellent.

OBSERVATION III.

Ablation d'un segment de l'intestin. — Guérison spontanée. (*Abeille médicale,* décembre 1846).

Un aliéné, après s'être fait avec des ciseaux, deux plaies pénétrantes de la région ombilicale, en avait tiré une anse intestinale et l'avait excisée.

La portion détachée avait une longueur de 36 centimètres, contenant une petite quantité de fèces, et pesait 40 grammes.

Des extrémités intestinales, l'une était rentrée dans l'abdomen, l'autre découpée irrégulièrement pendait au dehors.

Le chirurgien qui fut appelé auprès de ce malade, se contenta de réduire le bout qui était resté hors de la plaie, et de rapprocher avec soin les bords de celle-ci. La diète et des lavements laudanisés furent prescrits.

Il y eut des vomissements les premiers jours, mais pas de simptômes graves de péritonite. Un mois après, les plaies étaient presque cicatrisées, les selles devinrent dures, et le malade ne tarda pas à marcher.

L'ablation avait eu lieu le 24 octobre; jusqu'au premier mars suivant, la santé resta bonne; mais à partir de cette époque, le malade s'affaiblit, et la mort eut lieu le 20 avril.

A l'autopsie, on trouva un épanchement séro-purulent, des adhérences nombreuses au voisinage de la plaie. — La portion de l'intestin enlevé appartenait au colon, à environ un décimètre de l'intestin grêle. Les parties divisées étaient rassemblées et fortement unies par une lymphe organisée au niveau de la plaie.

Entre les deux bouts de l'intestin, c'est-à-dire entre le tronçon supérieur du colon et son extrémité inférieure, existait un conduit étroit, traversé par une petite bande ligamenteuse, mais permettant le passage des fèces demi-liquides.

OBSERVATION IV.

Coup de couteau, blessure de l'intestin. — Guérison. (Boyer).

Un maniaque se fit lui-même, avec un couteau, 18 plaies au bas-ventre, dont 8 pénétraient dans la cavité péritonéale et blessaient les viscèses qui y sont contenus. Une fièvre violente, la tension douloureuse de l'abdomen, la gêne de la respiration, les nausées, les vomissements, la diarrhée, etc., donnaient un pronostic des plus fâcheux, en sorte que le malade fut regardé comme perdu.

On le saigna 7 fois dans les quatres premiers jours, on lui fit observer une diète très sévère, ne lui donnant presque que du bouillon, des boissons émulsionnées et du sirop diacode.

On ne le pansa que rarement, et on parvint à le guérir en deux mois, non-seulement des plaies nombreuses de l'abdomen, mais encore de sa folie.

Dix-sept mois après, cet homme étant retombé dans sa manie, se précipita d'un lieu fort élevé et mourut dans l'instant même; on l'ouvrit, et on reconnut par les cicatrices qu'on lui trouva, que le lobe moyen du foie, ainsi que le jejunum et le colon avaient été blessés.

OBSERVATION V.

Coup de couteau dans l'abdomen. — Plaie pénétrante de l'intestin. — Guérison. (*Thèse de Fleury*, Paris 1851).

Dans les derniers jours de mai 1850, un soldat du 2e bataillon de chasseurs à pied, en garnison à Rome, reçut un coup de couteau dans la fosse iliaque droite.

La plaie, longue de 2 centimètres environ, était située à distance à peu près égale de l'épine iliaque antéro-supé-

rieure, et de l'ombilic, dans la direction d'une ligne qui uni-
rait ces deux points.

Le blessé, en état d'ivresse, fut transporté à la caserne,
où il resta jusqu'au lendemain matin; un morceau de dia-
chylon fut simplement appliqué sur la plaie. Pendant la
nuit, il eut une abondante émission de matières fécales
mêlées de sang.

A son arrivée à l'hôpital, il était pâle et froid, son pouls
était déprimé et fréquent; on se borna à le condamner au
repos le plus absolu sur le dos, à le réchauffer, et à lui
prescrire une potion cordiale.

Le premier jour, il eut deux nouvelles évacuations par
le rectum, mais elles ne contenaient plus que du sang pur
d'aspect artériel; elles se reproduisirent encore une fois
pendant la nuit, mais en moins grande abondance; on put
évaluer à environ deux litres et demi la quantité de sang
rendue ainsi par les selles.

A partir de ce moment, les accidents hémorrhagiques et
algides ont cessé, la réaction s'est opérée, quelques symptômes de péritonite se sont manifestés : douleur autour de
la plaie des téguments, léger ballonnement du ventre, etc.
Les accidents cèdent bientôt à l'application de compresses
d'eau froide d'abord, de cataplasmes ensuite; une diète sévère est prescrite.

Huit jours après son entrée à l'hôpital, le malade était
complètement rétabli; le seul phénomène remarquable qu'il
présenta alors, fut une douleur vive correspondant aux lom-
bes; douleur, qui le forçait à se tenir courbé; cette gêne, qui
persista pendant près de huit jours, finit par se dissiper
entièrement.

Trois mois plus tard, le militaire atteint de fièvre rémit-
tente, rentra à l'hôpital, et la guérison ne s'était pas dé-
mentie.

OBSERVATION VI.

Coup de feu. — Plaie pénétrante de l'intestin. — Guérison. (*Thèse Rullier*, Paris, 1872, résumé).

Un soldat du 1er régiment du génie, lors de l'entrée des troupes à Paris, reçut à la hanche gauche une balle, dont le trou d'entrée était à peu près au milieu d'une ligne horizontale, allant de l'épine iliaque antéro-supérieure au rachis.

Porté à l'ambulance, une simple incision suffit pour retirer la balle, et après un premier pansement le blessé fut transporté dans le service de M. Dolbeau, où on appliqua sur la plaie des compresses d'eau fraîche puis des cataplasmes.

Quatre jours après la blessure, on vit apparaître des matières fécales par le trou inférieur, qui sortirent ainsi pendant une vingtaine de jours, sans vomissements ni douleur vive de l'abdomen. Peu à peu les matières fécales ont disparu de la suppuration; la plaie supérieure se ferma au bout de six semaines, et le malade commença à se lever le 26 juillet. La plaie inférieure continua encore à suppurer pendant quelques temps, mais cette suppuration était entretenue par un petit sequestre de l'os iliaque.

OBSERVATION VII.

Plaie pénétrante de l'abdomen. — Blessure du gros intestin. — Guérison. (*Thèse Rullier*, Paris, 1872, résumé).

Blégy Jean, soldat au 4e zouaves, âgé de 24 ans, entre le 1er décembre 1870 à l'hôpital Lariboisière. Il a reçu à Champigny une balle qui, intéressant les téguments au niveau de la base de l'olécrane, pénètre ensuite au niveau de la partie moyenne et externe de la fesse gauche, au ni-

veau des. dernières fausses côtes, et est sortie à la même
hauteur, à trois doigts environ de la colonne vertébrale.

A son arrivée, on constate une issue de gaz et de matière
fécale par la plaie. M. Verneuil débride la plaie; le 2 et les
jours suivants. Rien de particulier; fièvre, peu intense de
38° à 38° 5.

Le 6 on fit encore un léger débridement, pour éviter la
rétention des matières.

Le 8, comme le malade n'avait pas eu de selle, depuis
3 jours, on lui administre un léger purgatif; les jours suivants, les matières continuent à sortir par la plaie, et vers
la fin du mois le malade se lève. La plaie bourgeonne; et
le 13 février, le blessé sort guéri après 74 jours de présence
à l'hôpital.

Paris, imp. F. Pichon.—A. Cotillon & Cie, 30, rue de l'Arbalète, & 24, rue Soufflot.